AF586879

AVANT-PROPOS.

« Les nations n'ont pas de plus grand intérêt que celui de la santé publique, dit le Dr J. Rochard; l'hygiène est donc la science sociale par excellence (1). » Dans ces quelques mots se trouve toute l'explication de la série d'études que nous avons entreprises sur les substances alimentaires.

Nous espérons parvenir, avec elles, à vulgariser l'emploi des aliments sains, et, par ce moyen, relever le goût dont le niveau a bien baissé dans ces dernières années. Le goût, en effet, peut aisément servir de criterium à l'intelligence des individus, comme à toutes leurs tendances morales. Il est la manière la plus saisissante par laquelle le caractère se montre tout entier. Il est bien vrai de dire que le sens du goût étant lié à tous les autres sens, puisque Châtillon-Plessis nous a tout récemment montré ses rapports avec l'ouïe, le seul sens avec lequel on ne lui connût pas de relations auparavant, le goût doit ainsi être lié à toutes les fibres de l'être, et par là, aussi bien avec le moral que le physique. Et comme ce dernier, — le physique, — est le messager de la sensibilité, il agit directement sur le moral, et l'on peut dire dès lors, qu'en di-

(1) Dr Jules Rochard : *Traité d'Hygiène Sociale*. Paris, 1888. Préface I.

rigeant les sens, en ne leur soumettant que des sensations saines et agréables, on agit directement, et du même coup, sur le moral. On peut donc exercer, par les sens, une influence heureuse sur le moral de l'individu, et, par là, l'améliorer. C'est l'un des buts que nous poursuivons par le relèvement du goût.

L'autre, c'est la santé de l'individu. Les aliments doivent réparer nos forces et nous servir à en créer par la transformation. Mais il faut connaître combien nous en perdons pour les réparer convenablement. Et, sachant cela, il faut voir combien nous devons fournir à notre corps de chacune des substances qui y entrent et en sont ensuite éliminées par les besoins de la vie, pour que notre organisme soit dans les meilleures conditions possibles de vigueur et de santé.

L'ingérence faite à l'excès d'une quelconque des substances primordiales, au détriment des autres, se traduit par des complications conséquentes dont le corps humain est à la fois le siége et le sujet passif, — complications qui, en se prolongeant, se peuvent changer en troubles graves, d'abord, puis en maladies douloureuses dans la suite. Un proverbe dit que la santé est le premier de tous les biens, et c'est vrai. Nous essayerons de mettre la santé à la portée de tous, en permettant à chacun de se conserver un organisme sain et robuste.

En améliorant ainsi les conditions matérielles d'existence et, du même coup, agissant fructueusement sur le moral, on remplit, en effet, un rôle utile à la société. Nous tenions à le dire, uniquement afin de montrer l'importance de ces études dont la portée n'éclate pas aux yeux de tout le monde, tant s'en faut, comme aussi de montrer l'esprit qui nous a guidé.

LA RATION ALIMENTAIRE

I. — Définition

Dans une précédente étude (1), nous avons déterminé ce qu'on entend par aliments, quelles sont les diverses sortes d'aliments et quels sont les caractères génériques de chacune des substances alimentaires fondamentales.

Mais, si le rôle des aliments est de réparer nos forces perdues et de subvenir, par leurs transformations, aux exigences des organes de la vie de relation, il faut encore que l'organisme les trouve en quantités suffisantes, proportionnées à ses besoins. Ces quantités suffisantes, mais nécessaires aussi, forment ce qu'on nomme la *ration alimentaire*, ration variable selon qu'elle s'applique soit à l'homme, soit aux animaux, selon le genre de vie, la quantité de travail, le rôle social propres à l'individu.

Mais, si la ration alimentaire doit renfermer une certaine quantité de substances assimilables fondamentables, le volume d'aliments, d'où ces substances seront extraites par la digestion, doit être encore suffisant pour que les organes de cette fonction soient satisfaits. Ainsi, un garçon du laboratoire de Flügge, habitué à un régime fé-

(1) *Les Aliments*, par Claudius Nourry. Librairie universelle.

culent, abondant, ne put supporter un régime plus substantiel et plus digestible où l'azote était en quantité supérieure à celle de sa ration précédente. L'estomac chez certains êtres demande des masses alimentaires, et, de ces masses plus ou moins grossières, l'organisme n'extrait que ce qui lui convient. Il est évident qu'au point de vue de l'économie, il y a là une dépense inutile de force et qu'il vaut mieux ingérer la quantité d'aliments requises sous le moindre volume possible, à digestibilité égale ; mais cela nous montre que la digestibilité est variable avec chaque individu et que, surtout, le pouvoir nutritif des aliments varie lui aussi avec chaque organisme. En sorte que, qui dit ration alimentaire, dit une chose éminemment variable, soumise aux exigences des fonctions digestives de chaque animal, de même que nous savons déjà qu'elle est variable avec le genre de vie, puisqu'elle dépend de la quantité de forces dépensées et que cette quantité est l'unique conséquence du genre de vie.

Là ne se bornent pas les difficultés que présente la constitution de la ration alimentaire. La principale, celle qui a fait considérer, par beaucoup d'auteurs, les chiffres que l'on peut donner comme manquant absolument d'assises, est que la quantité d'azote contenue dans les aliments n'est pas toute assimilable, et même dans certaines substances, comme la gélatine, l'organisme ne trouve rien à s'incorporer. Il est, d'après cela, bien certain que : fixer les bases exactes d'une alimentation rationnelle est impossible ; et que tant qu'on n'aura pas déterminé la valeur alibile absolue de l'aliment que l'on considère, on ne pourra pas fixer de ration alimentaire d'une absolue exactitude.

II. — Statique chimique de l'organisme

On comprend, dès lors, que beaucoup d'auteurs considèrent la ration alimentaire comme étant une absurdité. Ils auraient raison si la science n'avait d'autres ressources à son service que celles de l'examen du pouvoir nutritif des aliments, variable avec chaque organisme. Heureusement elle a une autre ressource.

L'organisme ingère chaque jour une certaine quantité d'aliments. Il en absorbe la partie assimilable et excrète le reste. En admettant que l'organisme en excrète autant qu'il s'en assimile, le poids du corps restera stationnaire et les aliments ne serviront qu'à l'entretenir. Il est très facile d'amener les animaux à un pareil régime. Pour l'homme, on rencontre davantage de difficultés. Mais lorsqu'on arrive à obtenir ce résultat, on nomme sa ration, *ration d'entretien.*

Vierordt a établi le bilan de la recette et de la dépense chez un homme de poids moyen soumis à la ration d'entretien. Nous empruntons à ses résultats les chiffres suivants extraits des tableaux qu'il a dressés :

Tableau des entrées :

	Carbone	Hydrogène	Azote	Oxygène	Total
Albuminoïdes . .	64,18	8,60	18,88	28,34	120,»»
Graisses . . .	70,20	10,26	»,»»	9,54	90,»»
Amidon. . . .	146,82	20,33	»,»»	162,85	330,»»
Eau	»,»»	»,»»	»,»»	»,»»	2.818,»»
Sels	»,»»	»,»»	»,»»	»,»»	32,»»
TOTAUX . .	281,20	39,19	18,88	200,73	3.390,»»

Il convient d'ajouter à la quantité d'oxygène et au total 744 gr. 11, quantité d'oxygène introduite par la voie respiratoire, ce qui nous donne pour les totaux respectifs de ces deux colonnes : 944 gr. 84 pour la première, et 4.134 gr. 11 pour la seconde.

Tableau des sorties :

	Eau	Carbone	Hydrogène	Azote	Oxygène	Sels	Total
Respiration .	330,»»	248,8	»,»»	»,»	651,15	»»	1.229,9
Peau . . .	660,»»	2,6	»,»»	»,»	7,20	»»	669,8
Urine . . .	1.700,»»	9,8	3,30	15,8	11,10	26	1.776,0
Fèces. . .	128,»»	20,0	3,00	3,0	12,00	06	172,0
Eau formée .	»,»»	»,»	32,89	»,»	263,41	»»	296,3
Totaux .	2,818,»»	281,2	39,19	18,8	944,86	32	4.134,0

Ces tableaux nous permettent de dire que l'homme adulte, soumis à un travail modéré, consomme 20 grammes d'azote et 300 grammes de carbone. Avec ces chiffres nous pouvons maintenant établir les bases de la ration alimentaire.

III. — Composition de la ration alimentaire

Les 20 grammes d'azote représentent environ 124 grammes de matières protéiques sèches, lesquelles renferment en même temps 64 grammes de carbone.

Il nous faut donc ajouter à ces matières protéiques des substances non azotées pour nous fournir le reste de la quantité de carbone éliminée, quantité qui se trouve réduite à 236 grammes qu'on empruntera aux matières amylacées et aux graisses.

Avant d'examiner comment nous les trouverons, nous devons retenir l'attention sur une règle établie par Moleschott. Cet auteur a établi qu'un rapport constant est nécessaire à observer entre les matières protéiques, les hydrocarbures et les corps gras, rapport dont il a fixé les quotités dans deux proportions qu'on appelle *la ration nutritive des aliments*. En zootechnie, on désigne ces rapports de la manière suivante :

$\frac{MA}{MNA}$ et $\frac{MA}{MG}$ ce que nous remplacerons par $\frac{AZ}{C+gr}$ et $\frac{AZ}{gr}$ (1)

Le premier, matières azotées sur matières non azotées devant être d'environ $\frac{1}{3,5}$ et le second de $\frac{1}{0,15}$, mg désignant les matières grasses.

On arrive ainsi à regarder comme suffisante à l'homme adulte exerçant un travail modéré, l'alimentation journalière comprenant 124 grammes de matières protéiques, 430 grammes d'hydrocarbure ou amidon et 55 grammes de graisses, — chiffres déduits des tableaux de la statique chimique de l'organisme, en se servant des quantités fixées par Moleschott comme étant les rapports de la relation nutritive des aliments.

Ces chiffres nous montrent — et c'est là une remarque importante, — que tout régime exclusif, que toute ration alimentaire composée avec une seule des substances appelées *principes immédiats*, ne saurait subvenir aux exigences de la ration alimentaire. Il faut donc une alimentation variée.

(1) Az = Azote ; C = Carbone ; gr = Matières grasses.

IV. — Calcul de la ration alimentaire

Tableau des quantités d'azote, de carbone, de graisse et d'eau contenues dans les substances alimentaire de consommation courante.

	Azote (1)	Carbone	Graisse	Eau
Viande de bœuf (sans os) .	3,»»	11,»»	2,»»	78,»»
Bœuf rôti.	3,53	17,76	5,19	69,89
Cœur de bœuf	2,83	16,16	6,15	74,67
Foie de veau	3,09	15,68	5,58	72,33
Foie gras (d'oie)	2,11	65,58	54,57	22,70
Rognons de mouton . . .	2,65	12,15	2,12	78,20
Raie	3,85	12,25	0,47	75,49
Anguille de mer.	3,95	12,65	5,02	79,91
Morue salée.	5,02	16,»»	0,38	47,02
Harengs salés	3,11	23,»»	12,72	49,»»
Harengs frais	1,83	21,»»	10,03	70,»»
Merlan	2,41	9,»»	0,38	82,95
Maquereau	3,74	19,26	6,76	68,28
Sole	1,91	12,25	0,25	86,14
Limande.	2,89	11,50	2,05	79,41
Saumon	2,09	16,»»	4,85	75,70
Brochet	3,25	11,50	0,60	77,53
Carpe.	3,49	12,10	1,09	76,97
Goujon	2,77	13,50	2,67	76,89
Anguille	2,»»	30,05	23,86	62,07
Œufs.	1,90	13,50	7,»»	80,»»
Lait de vache	0,66	8,»»	3,70	86,50

(1) Cette quantité est celle de l'azote assimilé. Elle est environ les 6,5 de la matière protéique totale des viandes et des poissons.

	Azote	Carbone	Graisse	Eau
Lait de chèvre	0,69	8,60	4,10	83,60
Moules	1,80	9,»»	2,42	75,74
Huitres fraîches	2,13	7,18	1,51	80,38
Homard	2,93	10,96	1,17	76,61
Fromage de Gruyère . , .	5,»»	38,»»	24,»»	40,»»
Fromage de Brie. . . .	2,93	35,»»	25,73	45,25
Fromage de Roquefort . .	4,21	44,44	30,14	34,55
Fromage blanc.	2,37	24,43	9,42	68,76
Chocolat.	1,52	58,»»	26,»»	8,»»
Fèves	4,50	42,»»	2,50	15,»»
Haricots	3,92	43,»»	2,80	9,90
Lentilles	3,87	43,»»	2,60	11,50
Pois secs.	3,66	44,»»	8,80	8,30
Blé dur du midi.	3,»»	41,»»	2,10	12,»»
Blé tendre	1,81	39,»»	1,75	14,»»
Farine blanche de Paris. .	1,64	38,59	1,80	14,»»
Farine de seigle	1,75	41,»»	2,25	15,»»
Orge d'hiver.	1,90	40,»»	2,20	13,»»
Maïs	1,70	44,»»	8,80	12,»»
Sarrazin	2,20	42,50	2,84	12,»»
Riz.	1,80	41,»»	0,80	13,»»
Gruau d'avoine.	1,95	44,»»	6,10	13,»»
Pain blanc de Paris . . .	1,08	29,50	1,20	35,»»
Pain de munition ancien. .	1,07	28,»»	1,50	41,»»
Pain de munition actuel. .	1,20	30,»»	1,50	35,»»
Pain de farine de blé dur.	2,20	31,»»	1,70	37.»»
Châtaignes ordinaires. . .	0.64	35,»»	4,10	26,»»
Châtaignes sèches. . . .	1,04	48,»»	6,»»	10,»»
Pommes de terre. . . .	0,33	11,»»	0,10	74,»»
Carottes	0,31	5,50	0,15	88,»»
Champignons de couche. .	0,66	4,52	0,40	91,01
Figues sèches	0,92	34,»»	(1)	25,»»

(1) La graisse n'a pas été dosée.

	Azote	Carbone	Graisse	Eau
Figues fraîches.	0,41	15,50	(1)	66,»»
Groseilles à maquereau . .	0,14	7,79	(1)	81,30
Pruneaux	0,73	28,»»	(1)	26.»»
Café (infusion de 100 gr.). .	1,10	9,»»	0,50	975,»»
Thé (infusion de 100 gr.). .	0,20	2,10	0,04	995,»»
Lard	1,18	71,14	71,»»	20,»»
Beurre ordinaire (frais) . .	0,64	83,»»	82,»»	14,»»
Huile d'olive.	traces	98,»»	96,»»	2,»»
Bière forte	0,08	4,50	»»,»»	90,»»
Vin	0,02	4,»»	»»,»»	90,»»

A l'aide de ce tableau, dressé d'après Payen, on peut calculer la ration alimentaire.

En multipliant par 6,5 la quantité qui figure à la colonne de l'azote, on aura la quantité de matières protéiques qui figurent dans chacun des aliments contenus dans le tableau précédent.

Alors le calcul de la relation nutritive est aisé à obtenir. On n'a qu'à ranger les divers aliments devant entrer dans les repas de la journée dans une colonne. On met ensuite en regard les quantités correspondantes de leurs éléments, de manière que les substances azotées soient dans une même colonne verticale, les substances carbonnées dans une même colonne verticale, les matières grasses de même, et de même pour l'eau. On fait dans une autre colonne verticale les totaux des quantités de matières sèches contenues dans chacun de ces aliments, puis on additionne les nombres figurant dans chacune de ces colonnes.

Dès lors, on établit les deux relations :

$$\text{Relation nutritive} = \frac{AZ}{gr+C} \text{ et } \frac{AZ}{gr},$$

en remplaçant les symboles par leurs valeurs respectives. On voit ainsi si la ration est conforme aux données scientifiques.

Comme les poissons contiennent lorsqu'on les fait cuire leurs déchets et figurent en chair nette dans le tableau prééédent, nous croyons utile de donner la quantité brute de leurs substances comestibles et de leurs déchets :

Tableau des quantités de déchets et de chair nette dans les poissons crus.

	Déchets	Chair nette	Sels
Raie	19,28	80,72	1,70
Anguille de mer . .	14,92	85,08	1,10
Morue salée	11,34	88,66	21,23
Harengs salés . . .	12,»»	88,»»	16,43
Merlan	40,88	59,12	2,08
Maquereau	22,13	77,87	1,84
Sole	13,86	86,14	1,90
Limande	24,66	75,34	1,93
Saumon	9'04	90,52	1,28
Brochet	31,88	68,12	1,30
Carpe	37,15	62,85	1,35
Goujon	(1)	100,»»	3,42
Anguille	24,11	75,89	0,79

La quantité de sels est évaluée pour 100 parties de chair comestible.

Pour la morue et les harengs salés, la quantité de sel marin ajoutée pour la salaison est comprise dans les sels,

(1) Le goujon se mangeant en entier, on n'a pas de déchets à évaluer.

tous ces poissons étant du reste analysés tels qu'on les reçoit des marchands.

V. — Régime usuel approprié à l'Age et aux Professions.

Les chiffres que nous venons de donner s'appliquent à l'homme adulte exerçant un travail modéré. Aussi, ne sauraient-ils suffire pour que chacun puisse établir une ration alimentaire quelconque, quel que soit l'âge de l'individu et la quantité de forces qu'il doit dépenser.

Nous devons à Smith (1) une étude sur la ration minimum par jour et par kilogramme d'être vivant suivant les âges. Voici les chiffres qu'il fournit :

Ration d'entretien minimum par jour et par Kilogramme vivant :

	Carbone	Azote
Enfance	9 g. 84	0,96
A l'âge de 10 ans. . .	6 84	0,40
A l'âge de 16 ans. . .	4 27	0,38
A l'âge adulte. . . .	3 60	0,20

Telles sont les rations d'entretien.

Quand l'individu travaille, ces chiffres sont modifiés de la manière suivante :

(1) Voir Dr Dujardin-Beaumetz : *L'Hygiène Alimentaire*, 2e éd, Paris 1889.

	Carbone	azote
Repos.	234 g.	13 g.
Travail modéré . . .	337 g. 92	19 g. 56
Travail actif.	442 g.	25 g.

On voit que cette ration de travail actif est presque le double de celle de repos. Mais quelle sorte d'aliments convient-il mieux de prendre, selon le travail? laquelle joue dans la transformation en travail le plus grand rôle?

En 1842, Liebig, qui s'occupa le premier de la question, montra que la production du travail s'obtenait seulement par la destruction des matières albuminoïdes renfermées dans le tissu musculaire, d'où les noms d'aliments *dynamogènes* donnés aux aliments azotés et d'aliments *calorigènes* aux autres aliments.

Bientôt après on s'aperçut que le genre d'alimentation jouait le principal rôle dans les accroissements de la production de l'urée. On adopta alors une théorie mixte : la *théorie de la consommation de luxe* que Liebig finit lui-même par accepter.

Mais la découverte du glycogène et les expériences zootechniques sont venues, depuis, détruire cette nouvelle théorie en montrant que les muscles, dans la période de travail musculaire, consomment surtout des matériaux non azotés.

Les travaux de Lambling et d'Hervé-Mangon (1), surtout, ont, depuis, confirmé ces constatations d'une manière définitive.

Voici, du reste, les quantités d'aliments nécessaires

(1) Hervé-Mangon : *Traité de Génie rural.* Paris, 1875, et *Sur la Ration moyenne de l'Habitant des Campagnes.* (Ac. des Sciences, t. LXXIX).

pour produire un nombre de calories selon le régime de l'individu :

Poids nécessaires pour dégager dans l'organisme en calories :

	2,600 kgr.	4,200 kgr.	4,800 kgr.	6,000 kgr.
Pain (mie)	1,211	1,692	2,236	2,795
Pain (croûte) . . .	0,606	0,979	1,119	1,393
Pain (1/4 croûte) . .	0,692	1,119	1,278	1,598
Riz	0,703	1,134	1,296	1,620
Pommes de terre. .	2,613	4,221	4,824	6,030
Pois secs	0,698	1,128	1,289	1,612
Maigre de bœuf . .	1,827	3,373	3,373	4,216
Œufs.	1,135	1,834	2,098	2,621
Graisse de bœuf . .	0,286	0,463	0,529	0,661
Fromage sec . . .	0,596	0,964	1,101	1,377
Beurre	0,357	0,578	0,660	0,825
Sucre	0,776	1,254	1,433	1,792

Ces nombres de calories sont basés sur la relation entre l'effet utile en travail mécanique extérieur et le nombre de calories à produire :

	Coloriés à produire.	Effet utile en travail mécanique extérieur.
Repos absolu.	2,600	0,00
Travail faible.	4,200	0,03
Travail ordinaire . . .	4,800	0,04
Travail très considérable .	6,000	0,09

Ces chiffres serviront de guides dans la composition des rations. Chacun sait quelle quantité de forces il a à dépenser. On se reportera donc au premier tableau de la page 14 et y choisira des aliments devant donner le nombre de calories exigées dans le second tableau. Le tableau de la page 8 indiquant la composition de toutes les substances, on le consultera pour remplacer les aliments donnés primitivement par leurs équivalents pris au choix du goût quotidien. Pour faciliter le travail, voici, du reste, la quantité de calories, d'après Frankland, produite par :

Un kilg. d'albumine sèche se transformant
en urée . . . . 4.368 calorics.
un kilg. d'amidon . . . . 4.200 —
un kilg. de graisse . . . . 9.069 —

Pour le travail intellectuel, Germain Sée (1) fixe la ration comme suit :

130 gr. d'albuminates, 100 gr. de graisses et 500 gr. de fécules ou de sucre.

La quantité de graisses donnée par le savant professeur nous paraît trop élevé. Le travailleur intellectuel a une tendance à engraisser avant l'âge que l'absorption d'une trop forte quantité de matières grasses seconderait en amenant la formation d'une mauvaise graisse nuisible et à l'estomac et à la liberté de l'esprit. Il vaut mieux se rapprocher davantage de la ration d'entretien et le plus que l'on pourra. Dans ce cas aussi, éviter les épices et

(1) Germain Séc : Le *Régime Alimentaire*. Paris, 1887.

les boissons, surtout la bière, et ne boire presque que des infusions excitantes (café, thé, etc.) à cause du bon effet sur le cerveau, des alcaloïdes que ces infusions renferment.

Telles sont les bases de l'alimentation hygiénique dont l'application assurera à chacun une pondération régulière dans l'exercice des fonctions de son organisme, — pondération qui est l'assurance d'une santé toujours bonne et toujours constante.

Claudius NOURRY.

Amiens. — Imp. Générale, Rousseau-Leroy, et Cie.

www.ingramcontent.com/pod-product-compliance
Lightning Source LLC
LaVergne TN
LVHW052036160826
845678LV00003B/1370

* 9 7 8 2 3 2 9 6 3 7 3 5 8 *